Dr J.-H. St-CLAIR

# COMMENT TRAITER
# LES DOULEURS

RHUMATISMALES.
ARTICULAIRES.
MUSCULAIRES.
GOUTTEUSES.
NÉPHRÉTIQUES.
NÉVRALGIQUES.
INTERCOSTALES.
FACIALES.
SCIATIQUES.

LE LUMBAGO.
LE MAL DE TÊTE.
LA MIGRAINE.
L'INSOMNIE.
LES MAUX DE DENTS.
LES FLUXIONS.
LA CRAMPE DES ÉCRIVAINS.
LES TREMBLEMENTS.

# LES MALADIES NERVEUSES

LA SUREXCITATION NERVEUSE.
LES « TICS ».
LA NEURASTHÉNIE.
L'HYSTÉRIE.
L'ASTHME.

L'ÉPILEPSIE.
LA DANSE DE St-GUY.
LES PARALYSIES.
PARALYSIE DE L'ENFANCE.
PARALYSIE SATURNINE.
PARALYSIE PROGRESSIVE.

---

Bibliothèque « Vie Pratique »

ÉDITIONS PRATIQUES ET DOCUMENTAIRES

PARIS

# Les Douleurs. Comment les vaincre. Des remèdes simples et efficaces.

Ce que sont les douleurs. — Anesthésiques ; les précautions à prendre. — Les meilleurs révulsifs. — Les Douleurs rhumatismales. — Rhumatismes articulaires ; Rhumatismes musculaires. — Le Régime que doivent suivre les rhumatisants. — Les meilleurs remèdes. — Rhumatismes noueux. — La Goutte ; comment elle se développe ; comment on calme les accès. — Le Lumbago : le traitement à lui appliquer. — Coliques néphrétiques. — La Névralgie intercostale ; comment on la traite. — La Névralgie faciale. — La Sciatique. — Précautions que doivent prendre ceux qui sont sujets aux névralgies. Le mal de tête ; des remèdes aussi simples qu'efficaces. — Un redoutable ennemi : la Migraine ; ce qu'elle est ; comment on la traite.

Nous nous proposons, dans ce volume, d'étudier très rapidement les Douleurs et les Maladies Nerveuses les plus fréquentes, d'indiquer des remèdes efficaces, peu coûteux et, pour un grand nombre, assez peu connus du public.

La première partie de notre étude est consacrée aux douleurs et à leur traitement. Tous nos lecteurs ont éprouvé ces sensations pénibles qui accompagnent le changement d'état d'un organe interne ou externe ; tous savent que la douleur est d'autant plus aiguë que les nerfs que renferment les organes malades sont plus atteints ; que les organes superficiels sont plus douloureux que les viscères, et, qu'enfin, toute maladie est accompagnée de sensations pénibles, à un moment ou à un autre de son développement. Pour ces raisons, il nous a semblé utile de présenter au public les types de douleurs les plus fréquentes, qu'elles soient engendrées par des maladies ou par l'action des agents extérieurs, froid, humidité, etc.

En général, les douleurs ne sont pas rebelles à l'application des remèdes généraux ; si pourtant elles l'étalent, dans certains cas, rappelons qu'il y a toujours moyen de les rendre supportables, par des anesthésiques qui les « endorment », tout au moins temporairement. Citons le chloroforme, en potion, en lavements, en applications directes sur des linges recouverts de taffetas ciré, et qu'il ne faut administrer que sur l'ordre du médecin et dans les proportions indiquées par lui.

Le chloral, étendu d'eau ou pur, dans du sirop de groseilles, sous forme de perles, en lavements ; l'éther, en inhalations ; l'opium enfin, le meilleur spécifique contre la douleur ; tous ces anesthésiques ne doivent être employés que sur indication du médecin et sous la forme qu'il juge bon de leur donner. A côté de ces calmants qui ne doivent être maniés qu'avec grande précaution, tout le monde a pu atténuer des douleurs de tête, des douleurs abdominales par les cachets d'antipyrine, de calmine, de pyramidon. Les douleurs rhumatismales céderont souvent à l'ingestion de 50 centigrammes de sulfate de quinine pris en 2 cachets de 25 centigrammes aux deux repas, ou, dans les cas très douloureux, de 50 centigrammes en une seule fois.

Il est bon encore d'user des révulsifs, le papier Rigollot par exemple, dont beaucoup ont éprouvé de bons effets. Citons encore un procédé révulsif que beaucoup de médecins emploient pour calmer les douleurs : l'acupuncture qui consiste à enfoncer à quelques centimètres de profondeur, une fine aiguille de platine ou d'acier dans les tissus.

Qu'on n'oublie pas enfin, qu'on calme sûrement les douleurs d'entrailles et d'estomac avec des cataplasmes de farine de lin contenus dans un linge sur lequel on répand quelques gouttes de laudanum.

*<br>**

Après le court exposé, de ces notions générales, nous allons étudier les types de douleurs les plus fréquents et les remèdes à leur appliquer.

*Douleurs rhumatismales*. — Elles se manifestent dans les cas de rhumatisme chronique, aux changements de temps, de saisons ; il faut veiller avant tout à entretenir sur les parties généralement douloureuses, talon, coude, etc. une chaleur continue, par le port des vêtements de laine.

Quand la douleur se fait sentir, prendre du sulfate de quinine (50 cgr.) en une fois ou en deux, au repas, ou de la poudre de quinine, 50 à 150 centigrammes, en douze fois pour 24 heures, délayée dans du miel (Haygarth); badigeonner de teinture d'iode la partie malade et y maintenir un papier ou tissu imperméabilisé pour que le froid ne puisse l'atteindre.

On se trouvera bien aussi des frictions avec du baume opodeldoch, du baume tranquille, continuées pendant une quinzaine, sur l'articulation affectée.

*Les rhumatismes* se présentent sous diverses formes. Quand ils atteignent les articulations il sont dits, *rhumatismes articulaires*. Les parties atteintes gonflent, le malade ressent une douleur très vive et a une forte montée de fièvre. Sous sa forme chronique, ce rhumatisme cause de la raideur dans les articulations, des douleurs aux jointures dès que le membre malade est plié ; des crises se déclarent toutes les fois qu'il y a un brusque changement de température. Dans la forme *musculaire*, la raideur des membres tient au muscle et non à l'articulation il y a des points douloureux qui se révèlent à la pression. Suivant les cas différents, les remèdes particuliers diffèrent mais il est une série de prescriptions que tous les rhumatisants pourront observer : tout d'abord le régime. En règle générale, ils devront manger des mets simples et plus de légumes et de fruits que de viande. Pas de préparations trop condimentées, mais des préparations aux céréales (1) (orge, avoine, maïs, froment, arrow-root, etc.),

---

(1) Pour la préparation des potages aux céréales, nos lecteurs devront consulter « *Les Régimes et la préparation de leurs Aliments* » par M. A. Gillin ; envoyé franco contre 0 fr. 35, adressés aux Éditions Pratiques et Documentaires, 56, rue d'Aboukir, Paris.

des pâtes, du laitage, des viandes rôties et des fruits, crus
ou cuits ; ils devront proscrire de leur alimentation, les
mets trop substantiels, lentilles, fèves, haricots, l'oseille,
la rhubarbe, les pâtisseries chaudes.

D'autre part les remèdes suivants produisent en général
les meilleurs effets : mélangez parties égales de lie de vin
et d'huile d'olive et employez en frictions. Posez des
cataplasmes chauds de racines de raifort cuit et saupoudré
d'encens ; appliquez en même temps, sur la plante des
pieds, des feuilles de rave pilées avec une ou deux gousses
d'ail. Ces deux remèdes agissent comme sudorifiques.
Faites des frictions fréquentes avec du vin de sauge,
suivies de l'application d'un mélange de : cendres de
tabac, feuilles de noyer, sel de cuisine ; une poignée de
chacun. Donnez au malade une infusion à parties égales
de semences d'anis, de fenouil, de persil et de coriandre,
Posez ensuite sur les parties douloureuses, un cataplasme
de mie de pain cuite dans du lait, arrosé du mélange suivant : Alcool, 20 gr. ; camphre, 7 gr. ; extrait d'opium, 5 gr.

*Rhumatisme noueux*, forme chronique du rhumatisme
articulaire qui commence par les mains et gagne peu à
peu les grosses articulations.

Des douleurstrèsvives précèdent la formation des nœuds,
ceux-ci formés entraînent l'ankylose, la déformation.

Traitement : pendant les accès et s'ils sont trop douloureux : narcotique. Frictions fréquentes avec de l'huile
ou de la pommade camphrée. « Remonter » l'état général
par des toniques.

*Goutte.* — Produite par l'accumulation de l'acide
urique dans le sang, elle se manifeste par des accès qui
durent parfois plusieurs semaines à l'état aigu et qui
finissent par devenir chroniques, avec accompagnement
de douleurs moindres. Douleur violente au gros orteil,
au talon avec gonflement des veines du pied, rougeur
des articulations, particulièrement intense la nuit, de
sorte que le rhythme de la maladie pourrait se définir
ainsi : jours calmes, nuits terribles et ainsi de suite jusqu'à

la fin de l'accès. Quand la goutte est devenue chronique, les articulations des genoux, des mains, sont également affectées, mais la douleur est moins violente.

Traitement : calmer les accès par des narcotiques.

Régime très sévère : manger et boire avec sobriété. Peu de viandes noires, salées ou épicées. Pas de gibier. Diète lactée, si le malade peut la supporter. Boissons gazeuses acidulées. Boissons alcalines de Saint-Alban, Saint-Galmier, Vals, Vichy, prises avec modération aux repas avec le vin (Bouchut et Després).

Purgations fréquentes. User de boissons chaudes et diurétiques : orge, chiendent, bardane, racines d'asperges, stigmates de maïs. Au début des accès, prendre quelques cuillérées d'huile d'olive et une infusion de camomille chaude. Comme traitement externe, poser sur les articulations gonflées des fleurs de bruyère hachées, cuites dans de l'huile ou des feuilles de bouillon-blanc bouillies dans du lait. Faire des frictions avec du baume tranquille ou avec un liniment renfermant : huile de camomille, 50 gr. ; alcool ammoniacal, 25 gr. ; laudanum, 12 gr. ; huile de menthe, 4 gr.

*Lumbago.* — Douleur rhumatismale affectant les muscles lombaires et déterminée, soit par le froid, soit par un effort musculaire violent et inopiné. Il se traite par l'application de révulsifs — papier Rigollot, ouate Thermogène, etc. — par l'ingestion de 50 centigrammes de sulfate de quinine en une ou deux fois (dans ce dernier cas, 25 cgr. à chacun des repas) par des frictions avec : salycilate de méthyle : 25 gr. ; chloroforme, 5 gr. ; baume tranquille, 4 gr. ou avec un mélange en parties égales d'eau de Cologne et d'huile d'olive. Applications d'une décoction d'oignons coupés et de feuilles de cataire dans du vin. Faire usage d'une bière, « tenant en infusion » par litre : fleurs de genêt, tiges de fève, réglisse, cendres de sarment : 20 gr. de chacun. Dose : 2 grands verres tous les matins à jeun. On peut encore poser sur les parties malades des compresses imbibées d'eau de vie camphrée dans laquelle on a fait macérer, par 100 gr. : 15 gr. de tabac à fumer. Appliquer sur les reins douloureux, des racines de céleri râpées et cuites dans le double de leur poids de saindoux. Provoquer une abondante transpiration par l'emploi de tisanes diurétiques (queues de cerises, stigmates de maïs, etc.).

*Coliques néphrétiques.* — Elles se déclarent dans le cas de gravelle, quand un calcul est engagé dans les canaux qui passent du rein dans la vessie ; ce passage provoque des douleurs très violentes, d'une durée variant entre 6 et 36 heures et qui se terminent quand le calcul est passé dans la vessie.

Au plus fort des douleurs, application sur les lombes, de compresses imbibées de chloroforme et recouvertes de taffetas ciré. A l'intérieur, faire prendre au malade, à raison d'un verre à la fois, un mélange à parties égales de : eau, lait, sucre, huile d'olive et jaunes d'œufs, lui administrer en outre une infusion de racine d'aunée (50 gr. pour 1/2 litre d'eau) et lui donner un lavement avec une décoction de pariétaire et de séneçon, contenant une demi-cuillerée d'essence de térébenthine et un jaune d'œuf. — Voici un excellent purgatif pour les personnes sujettes aux coliques néphrétiques : décoction de réglisse et de pruneaux : 50 gr., séné ; 4 gr. scammonée ; 20 centigrammes.

*La Névralgie intercostale.* — Fréquente chez les anémiques, elle commence par une douleur dans le dos, près de la colonne vertébrale, puis elle affecte tout le trajet du nerf intercostal, ne se manifestant qu'en trois points de ce trajet, là où le nerf envoie un filet nerveux à la peau, dans le dos, sur le côté, devant. Cette névralgie existe en général à gauche.

Elle cède parfois à un révulsif ; le papier Rigollot, posé sur le point douloureux, la calme souvent. Si cela ne suffit pas, on peut essayer, soit 25 cgr. de quinine aux

repas pendant 3 ou 4 jours, soit de la calmine ou de l'antipyrine.

*La névralgie faciale* est une douleur également fréquente
également pénible ; elle se déclare le plus souvent, sur le
trajet du nerf ophtalmique ; elle affecte alors la tempe et
tout le tour de l'orbite. Comme traitement, du sulfate
de quinine comme pour les cas précédents.

*Sciatique.* — Névralgie très douloureuse affectant le
nerf de la cuisse, du sommet de la fesse au bas de la jambe.
Elle se manifeste par accès le plus souvent très violents
avec douleurs lancinantes plus particulièrement à la
hanche et à la cheville.

Tous les rhumatisants sont sujets à la sciatique, ils
doivent donc traiter leur état général. Quand les crises
sont très violentes le médecin fait des pointes de feu. Quand
l'accès est plus bénin, le malade se trouvera bien des
remèdes suivants : Compresses d'eau sédative, suivies de
frictions avec l'alcool camphré, ou un mélange de : huile
camphrée 50 gr. ; essence de térébenthine, 10 gr. ; alcali
volatil, 10 gr. Cataplasmes composés de : blancs d'œufs, 5 ;
feuilles de séné pulvérisées, 40 gr.; poivre en poudre, 40 gr.

Voici, d'autre part un excellent liniment pour combattre
les névralgies : mélanger intimement, en flacon bouché :
alcool à 90°, 50 gr. ; ammoniaque, 10 gr. ; camphre, 10 gr. ;
chloroforme, 5 gr. ; teinture d'omium, 3 gr. Les personnes
qui sont sujettes aux névralgies devront prendre certaines
précautions indispensables ; éviter le froid, les fatigues,
les excitants. En dehors des remèdes habituels elles
pourront employer en frictions un mélange de térébenthine,
pétrole et vinaigre ; poser sur les points douloureux des
compresses trempées dans une décoction de belladone,
de ciguë ou de jusquiame.

*Mal de tête.* — Tout le monde a ressenti cette douleur
qui apparaît souvent à la suite d'une mauvaise digestion,
d'une période de constipation et qui traduit souvent aussi
une mauvaise circulation du sang.

On peut essayer des applications d'huile tenant en dissolution des fleurs de marjolaine, elles sont en général très efficaces.

Quand le mal de tête est consécutif à un fonctionnement défectueux de l'estomac ou de l'intestin, prendre une infusion de camomille additionnée d'eau de fleurs d'oranger. Ajoutons enfin qu'on calme parfois les maux de tête en jetant sur une pelle rougie une infusion de vinaigre et de plantes aromatiques et en aspirant la vapeur par les narines.

Si le mal de tête est très violent, essayer des compresses d'eau très chaude ou très froide, sur la nuque, pour opérer une violente réaction ; s'il se prolonge ajouter un bain de pieds bien chaud à la moutarde.

*Migraine.* — Ne pas la confondre avec le mal de tête ; la douleur migraineuse se trouve située dans la région frontale, au-dessus d'un œil et s'étend jusqu'à la tempe, elle est accompagnée de lourdeur, de malaises d'estomac, de vomissements ; la douleur dure quelques heures, puis, se termine par un engourdissement et le sommeil. Elle s'accompagne parfois d'éblouissements. Elle se produit par crises que le malade peut prévoir à une série de malaises et de troubles. Elle est fréquente chez les arthritiques, les nerveux, les constipés.

Il est possible de l'arrêter parfois, en prenant une tasse de café très fort, qu'on peut additionner d'un jus de citron. Sinon, employer les cachets qu'on trouve chez tous les pharmaciens : antipyrine, calmine, pyramidon, auxquels on peut ajouter le sulfate de quinine, en un cachet de 50 centigrammes ou en deux de 0 gr. 25 pris aux repas. Se mettre au repos dans une chambre obscure ; essayer des applications sur le front, de blancs d'œufs battus avec du safran. Inhalations des vapeurs dégagées par une décoction de sauge, de laurier, de romarin jetés sur une pelle rougie. Compresses imbibées d'huile de marjolaine ou d'eau mentholée.

# Des douleurs très fréquentes.
## Les Maladies nerveuses
## les plus communes.

----

Les divers maux de dents ; comment les traiter suivant les causes qui les ont produits. — La Fluxion ; comment on hâte le murissement de l'abcès qui la produit. — Crampe des écrivains. — Tremblements. — Les Précautions à prendre pour éviter l'Insomnie ; ce qu'on doit faire pendant l'Insomnie. — Les Maladies nerveuses ; ce qui les cause le plus fréquemment ; leurs conséquences. — Surexcitation nerveuse. — Neurasthénie ; son développement ; les précautions que doit prendre l'entourage du neurasthénique ; comment le soigner. — Hystérie ; son traitement. — Des remèdes d'une efficacité éprouvée pour soulager les Asthmatiques. — Epilepsie ; comment on reconnaît un accès d'épilepsie. — La danse de St-Guy ; ce qu'il faut éviter ; ce qu'il faut faire. — Les diverses Paralysies : de l'enfance ; saturnine, progressive, comment les traiter d'une façon pratique.

*Maux de dents*, aussi variés que douloureux ; ils sont produits par bien des causes différentes, dont les principales sont : 1° cause nerveuse ; 2° froid ; 3° carie.

Dans le premier cas nous avons affaire aux névralgies qu'on peut calmer quelquefois, quand elles ne sont pas violentes, en appuyant fortement sur le nerf maxillaire inférieur, au devant de l'oreille ; quand elles sont très douloureuses, traiter par des cachets de sulfate de quinine ou de calmine, pyramidon etc.

2° Les douleurs occasionnées par le froid se calment aussi par la quinine, l'antipyrine etc ; on peut aussi procéder à une anesthésie locale en maintenant le plus longtemps possible dans les dents qui font mal, une gorgée d'alcool (eau de vie, rhum, cognac).

3° Quand la douleur vient de la carie, le plus simple est d'aller chez le dentiste et de faire arracher sa dent. Quand sur une dent on voit une petite tache jaune ou noirâtre, c'est que la carie commence, il faut sans tarder aller chez le dentiste qui jugera, d'après l'état de la dent, s'il faut traiter ou extirper. On peut toutefois enrayer la carie par l'emploi d'une solution de 10 gr. de chlorate de potasse dans un demi-litre d'eau ou d'un dentifrice formé d'un mélange de : magnésie calcinée, 100 gr. ; craie en poudre, 100 gr. ; quinquina gris pulvérisé, 50 gr. ; essence de menthe, 50 gr. L'alun pulvérisé constitue aussi un excellent antiseptique contre le champignon de la carie.

On peut obturer temporairement une dent cariée, en introduisant dans l'organe atteint, un tampon d'ouate, imbibé de collodion élastique.

Quand on ignore l'origine du mal de dents dont on souffre, on peut employer les moyens suivants qui apportent un soulagement presque immédiat : Prendre des bains de pieds sinapisés, mettre dans l'oreille, du côté douloureux, une pâte composée d'une gousse d'ail pilée, d'une pincée de sel et d'une cuillerée d'eau de vie. Employer en frictions l'éther, mélangé d'eau de Cologne (parties égales). Fumer des cigarettes de feuilles de sauge ; se rincer la bouche avec une décoction de marjolaine. Poser sur la tempe, du côté douloureux, un onguent composé d'eau de vie, de cendres de bois et d'écorce de frêne pilée. Introduire dans la dent malade, une boulette d'ouate imbibée d'une forte solution de permanganate de potasse ou de teinture d'aunée.

*Fluxion* produite par un abcès, lequel est déterminé par une mauvaise dent ; inutile d'aller faire arracher cette dent, le dentiste s'y refuserait ; il faut donc hâter le plus possible le mûrissement de l'abcès ; on y arrive en tenant la joue enflée à la chaleur, en y appliquant une feuille de ouate maintenue par une mentonnière ; l'abcès disparu, la fluxion disparaît aussi et on peut alors traiter la cause,

Pourtant on peut essayer de se gargariser avec de l'eau
boriquée et placer une figue bouillie entre la joue et la
gencive. Exposer la partie tuméfiée aux vapeurs d'une
infusion bouillante de fleurs de sureau, introduire dans
l'oreille, le soir en se couchant une gousse d'ail pilée.

*Crampe des écrivains, des musiciens.* — Elle débute par
une raideur qui gêne le pouce dans le mouvement d'ex-
tension ; plus tard le pouce ne peut plus ni s'étendre, ni
s'éloigner des autres doigts.

Au début, le plus simple est de cesser d'écrire ou de
jouer : faire appliquer le traitement électrique sur les
muscles du pouce.

*Tremblements,* proviennent de causes très différentes,
la vieillesse donne le tremblement de la tête, très souvent ;
il y a un tremblement général qui vient de l'alcoolisme ;
un autre enfin qui est une conséquence de l'intoxication
mercurielle, soit chez les ouvriers que leur métier oblige
à manier le mercure, soit chez les personnes qui en ont
pris en grande quantité, pour une cause thérapeutique.
On peut éviter dans une certaine mesure l'intoxication
mercurielle chez les ouvriers en faisant répandre après
le travail 1/2 litre d'ammoniaque dans les ateliers.

Demander au médecin le traitement approprié à chacun
des cas précédents ; pour le tremblement sénile et celui
que présentent les intoxiqués par le mercure, on préconise
l'emploi de l'hyoscyamine (produit tiré de la jusquiame) à
la dose de 3 milligrammes par jour, jusqu'à 15 et 17 milligrammes (Oulmont).

*Vertige.* — On l'observe chez des sujets anémiques,
chlorotiques aussi bien que chez les pléthoriques ; s'il
constitue un état morbide distinct, sans liaison avec une
affection quelconque, c'est le vertige épileptique qui
annonce la venue plus ou moins éloignée des crises.

*Traitement.* — Dans le cas de vertige essentiel, appliquer
le traitement de l'épilepsie. Soigner l'anémie, la chlorose,

quand ces états le déterminent et ne pas abuser de la saignée, pour les pléthoriques, chez qui couve parfois une anémie latente.

*Insomnie* déterminée le plus souvent par un excès de travail, par l'existence de préoccupations absorbantes, c'est un état nerveux sur lequel la volonté peut agir. Autant que possible, éviter en se couchant de penser à des choses qui préoccupent ou qui peuvent tenir éveillé, par une sorte de contemplation qu'elles entraînent, coucher sur des matelas durs, approcher de son lit un réveil ou une montre dont le tic-tac monotone endort commencer à compter en appliquant toute son attention ; se suggestionner en se répétant « je veux dormir, je dors, je dors », veiller au bon fonctionnement de l'estomac et de l'intestin. Se présenter à la selle chaque soir avant le coucher. Prendre, en se mettant au lit, un verre de vin de malaga, une pilule de cynoglosse, du sirop d'écorce d'o ranges amères (un verre) additionné d'une pincée de lupulin (poudre jaunâtre qui s'échappe des cônes du houblon) ; ne recourir aux divers soporifiques qu'à la dernière extrémité.

*<br>* *

Les états nerveux se présentent sous des apparences diverses ; ils sont causés en général par l'anémie, la chlorose, l'excès de travail intellectuel ; ils sont liés à d'autres affections qu'ils accompagnent comme symptômes ou qui les laissent comme « suites » après qu'elles ont disparu.

Il faut veiller attentivement à l'apparition des maladies d'origine nerveuse, ne pas les négliger, sous prétexte que « cela passera » ; elles donnent souvent naissance à des troubles intellectuels qui peuvent aller jusqu'à la folie. Ainsi, en présence des premières manifestations de nervosisme, ne pas croire qu'aucun traitement n'est nécessaire mais considérer toujours que ces maladies, non traitées, s'aggravent et qu'elles peuvent conduire aux infirmités les plus lamentables et à la déchéance.

*La surexcitation nerveuse* atteint surtout les organismes affaiblis, anémiés ; elle se traduit par de brusques « sautes d'humeur », une irritabilité extrême, des tristesses sans cause, de l'impatience. C'est le premier degré de la neurasthénie. On y remédie par un exercice modéré, l'abstention totale d'excitants, des bains complets à l'eau de son, l'usage d'une décoction préparée avec : 15 grammes de tilleul, 15 gr. de fleurs d'oranger, 10 gr. de menthe poivrée pour un litre d'eau.

*La neurasthénie* qui débute par la surexcitation nerveuse s'installe lentement chez les sujets épuisés, au sang appauvri, par suite de faiblesse congénitale, de maladie ou de surmenage.

Le neurasthénique a une irritabilité et une instabilité extrêmes ; il ressent des douleurs en casque, à la tête, en ceinture, aux reins ; il a une peur épouvantable des maladies, il exagère les moindres symptômes et se croit la proie de tous les maux qu'on lui décrit ou dont il lit la description, Il est incapable d'un effort, d'un acte de volonté ; il est plongé dans une tristesse profonde ; une misanthropie et un pessimisme qui lui font voir la vie et les gens qui l'entourent sous un aspect des plus défavorables.

Tous ceux qui vivent dans l'entourage d'un neurasthénique doivent prendre part à sa guérison en évitant aussi bien les sollicitudes exagérées que les railleries sur son état.

Le traitement à lui appliquer doit viser avant tout à combattre l'épuisement physique en lui reconstituant un sang plus riche ; on y arrivera en lui procurant le repos, une vie calme, en lui imposant des exercices physiques progressifs mais toujours modérés de façon à stimuler ses fonctions sans provoquer la grande fatigue épuisante ; en lui procurant des distractions saines et simples. L'alimentation doit être légère et reconstituante ; des toniques variés compléteront le traitement ; le vin dans lequel on a fait macérer des racines de buglosse et des sommités de millepertuis hachées est à recommander tout particulièrement.

*Hystérie*. — État nerveux qui se manifeste, presque toujours chez la femme, par des crises plus ou moins violentes.

Elle peut prendre plusieurs formes ; tout d'abord, des étouffements, des palpitations, une sensation de boule qui remonte dans la gorge ; si elle est convulsive, ces manifestations sont accompagnées de violents mouvements des membres et du bassin.

Chez certaines femmes l'hystérie ne se traduit pas par des attaques, mais seulement par le hoquet, une toux nerveuse.

Traitement : Pendant les attaques, détacher les vêtements, faire respirer de l'éther, du vinaigre.

Dans l'intervalle, mettre la malade dans un milieu calme, éloigner conversations, lectures, spectacles énervants ; ne pas tomber dans l'écueil contraire : la vie purement contemplative ; utiliser normalement son activité. Donner des fortifiants ; bains tièdes pour calmer.

*Asthme*. — Affection nerveuse se traduisant par des crises d'oppression qui éclatent la nuit ; dans l'intervalle de ces crises, le malade respire parfaitement bien. Le mot asthmatique est appliqué du reste à des malades qui souffrent d'emphysème, de catarrhe, parce que ces affections comportent parmi leurs manifestations, des accès d'oppression semblables aux accès d'asthme proprement dit.

Voici contre cette maladie, quelques remèdes pratiques et d'efficacité éprouvée :

Faire sécher à l'ombre, en lieu sec, des feuilles de stramoine, de sauge et de romarin préalablement arrosées de nitrate de potasse. Préparer avec ces feuilles pulvérisées des cigarettes qu'on fera fumer au malade au moment des accès. La fumée qui se dégage de la même poudre, jetée sur des charbons ardents, n'est pas moins efficace.

Pour prévenir les accès d'asthme, prendre le soir, en se couchant, un verre de l'infusion suivante : Feuilles de sauge, d'oranger, de mélisse, de lierre terrestre, sommités d'hysope : 10 gr. de chacun dans un litre d'eau. Ces plantes peuvent être remplacées par un mélange de : feuilles d'ache, 20 gr. ; racine d'aunée, 20 gr. ; bourgeons de sapin, 20 gr.

Les frictions des extrémités avec l'alcool ou l'eau sédative, le régime déchloruré sont aussi très favorables aux
asthmatiques.

*Epilepsie.* — Maladie des nerfs congénitale ou consé-
cutive à des états maladifs : syphilis, corps étrangers dans
l'intestin. Elle se manifeste par des accès durant lesquels
le malade tombe à terre, a des contractions musculaires,
rejette une bave sanguinolente quand la langue est mor-
due au cours de la crise.

Laisser l'accès suivre son cours en évitant que l'épileptique ne se blesse. Entre les accès, soigner l'état nerveux
par du bromure de potassium ou de sodium ; exclure le
plus possible du régime alimentaire les aliments non végé-
taux, proscrire tous les excitants et absolument l'alcool.

*Danse de Saint-Guy (chorée).* — Elle se rencontre le
plus souvent chez les enfants nés de parents arthritiques
et eux-mêmes rhumatisants ; elle consiste on le sait en
mouvements involontaires des membres, de la tête, des
yeux, de la bouche.

La première des recommandations à observer à l'égard
des enfants atteints de chorée, est d'éviter toute brutalité,
toute exigence qui aurait pour but de les empêcher d'ac-
complir ces mouvements ; ceux-ci échappent, nous l'avons
dit, à leur volonté et il faut éviter d'attirer l'attention des
malades sur eux car on obtiendrait un résultat opposé à
celuiqu'on cherche; les mouvements iraient en s'exagérant.

Comme traitement, une forte hygiène, de la gymnas-
tique, une nourriture reconstituante, des toniques et
tous les matins l'enveloppement du malade dans un drap
mouillé tiède.

*Paralysies.* — Elles sont de diverses sortes, suivant
qu'elles affectent le corps tout entier, une moitié du
corps (hémiplégie) les membres inférieurs (paraplégie).

*Paralysie de l'enfance.* — Si elle est douloureuse à son début c'est qu'elle a été provoquée par le froid ; en se prolongeant, elle amène une dégénérescence graisseuse et l'atrophie musculaire. Le traitement dans ce cas, consiste en : frictions, applications de teinture d'iode, pointes de feu, électrisation si le médecin traitant le juge nécessaire.

*Paralysie saturnine* affecte les peintres en bâtiment qui emploient la céruse, c'est l'effet de l'intoxication ; elle peut frapper les muscles qui permettent d'étendre les doigts ou frapper l'avant-bras tout entier, le biceps, ou même, mais plus rarement, les muscles du pied ou de la jambe.

Comment la prévenir ? introduire beaucoup de lait dans l'alimentation, cesser le travail dès les premiers symptômes d'intoxication.

Traitement : des boissons sulfureuses, l'électrisation des parties affectées.

*Paralysie progressive.* — Comme son nom l'indique, elle ne se développe que lentement, elle est accompagnée parfois de déchéance intellectuelle. Quand la paralysie commence, on peut alterner le traitement purement médical, avec les remèdes suivants :

Frictionner fréquemment le dos et les membres avec des liniments à l'essence de térébenthine ou à la pommade camphrée; de l'eau de vie dans laquelle on a fait infuser de l'agripaume ; ou encore avec un mélange de beurre frais, 250 gr. ; eau de vie de sauge, 1/2 litre. Recommandons aussi les frictions avec des tiges fraîches d'ortie et l'application sur la plante des pieds, d'un mélange de vinaigre, de farine de moutarde et de levain (parties égales).

L'électrisation est le meilleur remède accompagnée de bains salés, d'eaux thermales. Supprimer absolument du régime alimentaire, l'alcool, le café, tous les excitants.

Fontenay-aux-Roses. — Imprimerie L. BELLENAND. — 26.327.

# Bibliothèque moderne du Village

*(Prix du volume : 0.25 ; par la poste : 0.35)*

*Pour tripler votre récolte de pommes de terre,* par Victor Deschamps, ingénieur agronome.

*Pour faire fortune par l'élevage du Porc,* par Victor Deschamps ingénieur agronome.

*Les Engrais multiplicateurs des récoltes.* Les meilleurs au meilleur prix. Leur emploi raisonné et efficace, par Victor Deschamps, ingénieur agronome.

*Des rendements énormes dans la Culture des Plantes Potagères,* par des méthodes rationnelles, faciles et peu connues, par J.-P. Vaucourt.

*Pour nourrir vos Bêtes mieux et à meilleur marché.* Procédés d'alimentation pratiques, rationnels, peu connus, par Victor Deschamps, ingénieur agronome.

*Pour obtenir à peu de frais des Œufs en grand nombre dans toutes les basses-cours et en toute saison.* Méthodes nouvelles par Pierre Landois, professeur d'Aviculture.

*Pour prédire le Temps qu'il fera* demain, après-demain, dans un mois, dans une année. Période 1917 à 1925. Pronostics d'une exactitude éprouvée, par Camp-Bell, météorologiste.

*Les légumes nouveaux, peu connus et de grand rendement.* Des Produits abondants et savoureux. Soins peu compliqués. La fortune dans nos campagnes pour ceux qui savent.

*Pour produire partout et à peu de frais des Primeurs de gros rendement.* Dernières méthodes de forçage économique par Victor Deschamps, ingénieur agronome.

*Comment bien Semer, comment bien Planter, comment bien Greffer,* par J.-P. Vaucourt.

*Les Machines agricoles les plus perfectionnées, les moins coûteuses, les plus « travailleuses ».* Pour résoudre la crise de la main-d'œuvre agricole, par Victor Deschamps, ingénieur agronome.

*Pour gagner de l'Or, par les nouvelles Méthodes de culture,* par Victor Deschamps, ingénieur agronome.